HIPPOMANÈS

PAR HÉRING

1835

TRADUIT PAR

GEORGES P. F. WEBER

PHARMACIEN A PARIS, AUTEUR DU *Codex des médicaments homœopathiques*

PARIS

J. B. BAILLIÈRE ET FILS

LIBRAIRES DE L'ACADÉMIE IMPÉRIALE DE MÉDECINE

Rue Hautefeuille, 19

LONDRES	NEW-YORK
HIPPOLYTE BAILLIÈRE	BAILLIÈRE BROTHERS
Regent-street, 219	Broadway, 440

MADRID, C. BAILLY-BAILLIÈRE, PLAZA DEL PRINCIPE ALFONSO, 16

1862

HIPPOMANÈS

PARIS. — IMP. SIMON RAÇON ET COMP., RUE D'ERFURTH, 1.

HIPPOMANÈS

PAR HÉRING

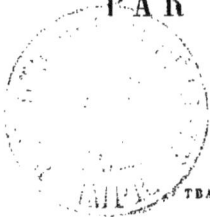

1835

TRADUIT PAR

GEORGES P. F. WEBER

PHARMACIEN A PARIS, AUTEUR DU CODEX DES MÉDICAMENTS HOMŒOPATHIQUES

PARIS

J. B. BAILLIÈRE ET FILS,

LIBRAIRES DE L'ACADÉMIE IMPÉRIALE DE MÉDECINE,
Rue Hautefeuille, 19

Londres,   **New-York,**
H. BAILLIÈRE, 219, Regent-Street.   H. BAILLIÈRE, 290, Broadway.

MADRID, C. BAILLY-BAILLIÈRE, 11, CALLE DEL PRINCIPE.

1861

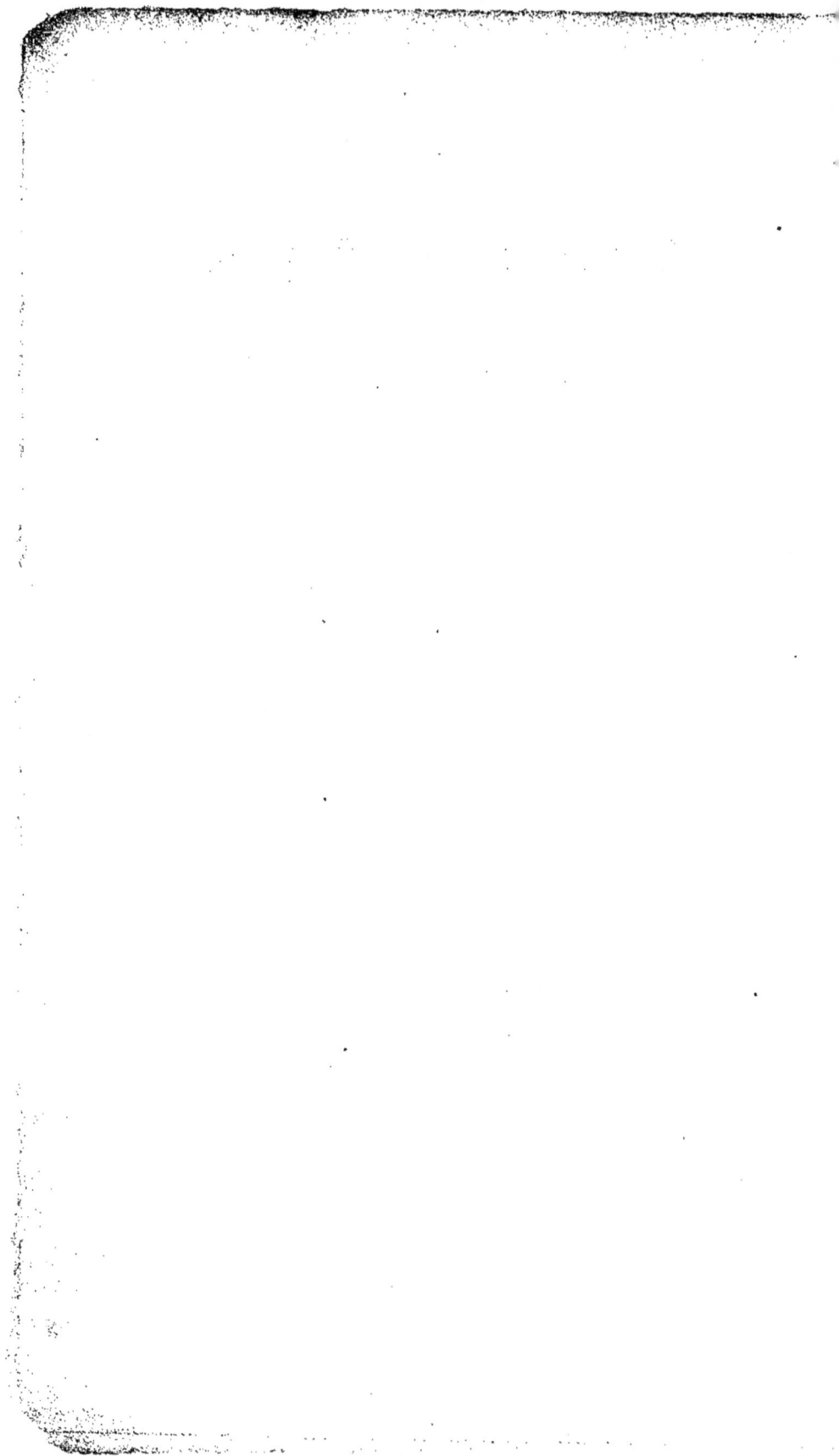

HIPPOMANÈS [1]

REVUE DU CONTENU (DE CE CHAPITRE).

Historique. — Extrait du dictionnaire de Bayle. — D'Ælianus. — De la *Faune*, de Cloquet. — Documents récents. — Signes se rapportant aux différents expérimentateurs. — Applications (du médicament). — Revue des symptômes. — Parallèles entre quelques symptômes.

HISTORIQUE.

Le fils d'un riche cultivateur pensylvanien était devenu. comme on dit, « mélancolique. » Contrairement aux habitudes des jeunes gens, il se retirait dans son coin et rien ne pouvait réveiller en lui ni action, ni mouvement, ni désir de vivre. Cet état durait déjà depuis des années. On avait consulté, mais en vain, des médecins et des charlatans ; l'homœopathie elle-même n'avait pu rien produire. J'entendis parler de ce cas et l'on devait me consulter également : sur les entrefaites le jeune homme revint à la santé, et comment? Un de ces individus, que l'on appelle « médecins sympathiques, » avait reconnu chez ce jeune homme le vérita-

---

[1] Ce médicament doit être très-lisiblement écrit sur les ordonnances et sans abréviation, pour qu'il ne soit pas confondu avec *hippomane mancenilla*.

ble *mal de rate* (*hypochondrie*) et avait administré son *spécifique pour la rate*. Mais qu'était-ce que ce médicament? C'étaient quelques *petites*, mais *très-petites* poudres brunes, et non pas blanches comme celles que délivrent les homœopathes. Tels sont les seuls renseignements positifs que je pus recueillir ; quant à la nature même du médicament, c'était encore un secret impénétrable. Or, comme cette guérison n'avait pu être obtenue qu'homœopathiquement, il était pour moi de la plus haute importance d'entrer en possession du médicament. Après beaucoup de peines, de démarches et de longues négociations, M. le pasteur J. Hilffrich réussit enfin à se procurer une de ces poudres; mais il m'était toujours impossible de soulever le voile du secret. Il est vrai que nous pouvions désormais opérer la dynamisation, faire de notre provision une autre *cruche à l'huile de la veuve* et guérir des millions d'hypochondriaques avec des millionièmes ; mais je ne voulus rien tenter avec une substance inconnue. Le pasteur Hilffrich recommença ses démarches et il réussit à la longue à se procurer un fragment de la substance même. Mais son origine resta toujours aussi inconnue ; c'était une masse d'un brun-rouge noirâtre, ressemblant à de la *rate desséchée ;* mais ce n'était pas de la rate ; le microscope nous fit voir que ce n'était pas une substance animale *organisée;* l'examen chimique confirma cette manière de voir ; c'était une matière animale ; mais voilà tout. D'un autre côté, plusieurs personnes ont commencé à expérimenter cette substance, dans l'espoir d'arriver enfin à la découverte de la vérité. L'on perdit ainsi encore beaucoup de temps. Enfin, à force de patience, de prudence et d'adresse, M. le pasteur Hilffrich est parvenu à connaître l'origine de cette substance; voilà ce que lui avoua le susdit médecin sympathique : « Des poulains nouveau-nés auraient cette substance placée sur la langue; mais aussitôt après la naissance, ou bien ils l'avalent, ou c'est la mère qui la mange; de là vient qu'il faut être sur les lieux au moment même de la naissance et s'en emparer immédiatement; mais les propriétaires de chevaux ne veulent pas permettre cela, parce qu'ils prétendent que si la mère ne trouve pas à avaler cette substance, elle devient stérile, qu'elle ne laisse pas teter le poulain, etc. » C'est M. le docteur Floto qui nous a fait connaître le nom grec *Hippomanès* que cette substance portait anciennement, et dès lors il nous fut facile de faire des recherches bibliographiques et d'en apprendre davantage sur son compte.

Nous étions en possession d'un *charme* de la plus haute antiquité, d'un moyen déjà en renom parmi les Grecs comme principal ingrédient des philtres. Enveloppée du voile impénétrable des traditions des temps primitifs, cette substance s'était conservée à travers toute cette longue période parmi les opinions populaires; plus tard, dans les siècles plus éclairés, se voyant reléguée, avec beaucoup d'autres, dans le magasin aux vieilleries, elle devait émigrer en Amérique, pour de là être remise en lumière, expérimentée sur l'homme sain, afin de produire des guérisons, et devenir enfin, après des milliers d'années, un remède véritablement utile.

Je laisse à plus compétent le soin de fouiller les an-

ciens sur le sujet qui nous occupe et d'en faire l'histoire
avec plus de soin que je ne puis le faire ici. Le mot
Hippomanès se trouve mentionné, avec sa double signi-
fication, dans *Ælianus, Historia animalium*, XIV, 18;
III, 17; dans *Aristotelis Hist. anim.*, VI, 17; VII, 18;
IX, 24; *Solin.*, XLV; *Columella, de Re rustica*, VI, 27;
Théocrites, Idyll., II, 48; *Virgilii Æn.*, IV, 515;
Georgica, III, 280; *Plinii Hist. natur.*, VIII, 42, et pro-
bablement encore en plusieurs autres endroits. Beck-
mann en fait mention *Antiq. car.*, cap. XXIV, p. 39.

Le mot hippomanès, de ἵππος et μαίνομαι (ce qui
rend les chevaux furieux), avait trois significations
différentes. Théocrite (*Idylle* II, 48) désigne sous ce
nom une plante qui vient en Arcadie et qui a la pro-
priété de rendre furieux les poulains et les juments;
d'autres donnaient ce nom au mucus qui s'écoule de la
vulve des juments en chaleur, et employaient probablement ce liquide pour le même objet; mais le véritable
hippomanès est la substance que nous avons mention-
née ci-dessus, et celle dont nous allons traiter mainte-
nant.

Dans le *Dictionnaire historiq. et crit.*, de Bayle, on
trouve à la fin une dissertation spéciale sur cette substance. M. le docteur Lingen en a extrait les passages
suivants :

« C'est une excroissance de la peau ou des chairs,
qui se trouve sur le front des poulains qui viennent de
naître. Cette excroissance est noire, de forme arrondie
et du volume d'une figue sèche. L'on prétend que les
deux espèces (le liquide de la vulve et la substance
dont il est ici question) sont douées d'une vertu parti-

culière dans les philtres et autres mélanges destinés aux charmes. L'on prétend d'ailleurs que cette excroissance du front du poulain (charnue ou cutanée) est immédiatement lappée par la mère, qui, sans cette satisfaction, se refuserait à nourrir son petit. Si quelqu'un, prévenant la mère, arrache avant elle la susdite excroissance, la simple odeur de cette dernière suffit, dit-on, pour mettre la mère en fureur.

« Aristote prétend que tout ce qui se débite sur les effets de l'hippomanès sont des contes inventés par les vieilles femmes et les magiciens. Ce qui n'empêche point qu'on n'ait parlé de ces effets dans tous les temps écoulés depuis; mais comme l'hippomanès produisait plutôt la fureur que l'amour, on le considérait comme une substance nuisible.

« Si l'on consulte le *Journal der deutschen Ærzte*, l'on peut se convaincre que les poulains viennent au monde avec l'hippomanès sur le front, car on y trouve le dessin et la description anatomique d'une de ces productions, que l'on avait remise encore toute chaude à un médecin nommé Raggerus, lequel avait depuis longtemps exprimé le désir de la voir dans cet état; car il en avait déjà possédé et examiné plusieurs à l'état sec. Raggerus a constaté que la jument allaite son petit après enlèvement de cette production exactement comme de coutume. Son hippomanès est plus volumineux que ceux décrits par Aristote et Pline. (*Journal der deutschen Ærzte*, annus octavus impressus, 1678, page 94.) C'est ainsi que Bailey désigne les Actes de l'Acad. des curieux de la nature.

Ælianus, *Histoire des animaux* (III, 17), en parlant

des animaux méchants, dit aussi : « La jument sait qu'elle met au monde avec son poulain un charme amoureux, et que pour cela elle l'arrache à l'aide de ses dents de la langue de son petit. Les charmeurs prétendaient que cette espèce d'hippomanès produisait un penchant irrésistible au coït et des désirs amoureux incessants. Que le cheval enviait à l'homme la jouissance du plus grand des biens. »

Plus loin, liv. XIV, 18, se trouve ce que nous rapportons ci-dessous, d'après la traduction de Fréd. Jacobs :

« *De l'hippomanès et de ses effets.*

« Quand la jument a mis bas, le poulain porte, dit-on, une excroissance charnue (petite, et non grande), les uns disent au front, d'autres à la hanche, d'autres encore aux parties génitales; cette excroissance, appelée hippomanès, est arrachée et détruite par la mère. Cela se fait en conséquence de ce que la nature prend pitié de ces pauvres chevaux; car si cette excroissance restait en place, chevaux et juments ne cesseraient d'être, sans relâche, poussés par des désirs vénériens. Il se peut donc que cet instinct, qui pousse la jument à détruire l'hippomanès, soit un don fait à la race chevaline par Poseïdon Hippias ou par Athéné Hippeïa, afin que l'espèce se perpétue et ne soit pas détruite par suite d'une rage incessante de copulation. Les éleveurs de chevaux savent cela fort bien, et s'ils ont l'intention d'employer ladite excroissance dans des vues particulières, afin de faire naître l'amour, ils veillent la jument pleine, et sitôt qu'elle a mis bas, ils lui enlèvent son petit, coupent l'excroissance en question et la jettent dans le sabot d'une jument; car c'est la seule place où elle puisse être bien gardée et conservée; quant au poulain, ils l'immolent en sacrifice au soleil levant; car la mère refuse de le nourrir après qu'on lui a enlevé le signe à l'aide duquel elle le reconnaît, après disparition de ce qui était la cause de son affection; car c'est pour avoir avalé ce morceau de chair, qu'elle se sent prise d'une aussi vive affection pour son petit. Mais s'il arrive à un homme d'ingérer de cette sub- stance, il se prend d'une érotomanie irrésistible, brûle d'une flamme intérieure, s'éprend sans cesse pour les garçons les plus difformes, les femmes les plus laides, les plus mûres; il parle ouvertement de sa maladie, et raconte à tous ceux qu'il rencontre comment il est aiguillonné. Son corps maigrit, son âme est sans repos ni trêve, obsédée de fureurs érotiques. J'ai entendu dire que le cheval de bronze en Olympie, dont les che- vaux raffolent au point qu'ils veulent s'en approcher en exprimant par leur regard et leurs hennissements les sentiments qui les animent, que cette statue, dis-je, renferme l'insidieux hippomanès; que cette substance est cachée dans les flancs de ce bronze soi-disant enchanté, et qu'à l'aide de ce moyen secret, employé par l'artiste, le bronze vient à tromper les chevaux vivants; car il n'y a point d'art si parfait qu'il puisse à ce point exciter et tromper les chevaux. Il est pos- sible qu'il y ait du vrai là-dedans; possible aussi que non; quant à moi, je n'avance que ce que j'ai entendu dire. »

Dans *Schrœder's Arzneyschatz*, 1693, on voit que cette substance a figuré parmi les médicaments jusqu'à la fin du dix-septième siècle. On y trouve, liv. V, page 29, ce qui suit : « Sitôt venu au monde, le poulain rejette par le vomissement une substance que la mère avale aussitôt, si l'on n'a soin de l'enlever immédiatement. Cette substance, desséchée et réduite en poudre, guérit le mal caduc. » Tous les autres traités de matière médicale des seizième et dix septième siècles se dispensent de la mentionner par crainte du ridicule. Merklein, dans son *Thierbuch*, n'en fait pas mention ; quant à Van den Bosche, je n'ai pas pu réussir à me le procurer. Outre la réunion de tout ce que disent les anciens, il serait convenable également de tout rapporter ce que, depuis l'antiquité, on a divagué ou prétendu sur ce sujet ; cela pourrait acquérir de la valeur, étant éclairé du flambeau des expérimentations.

J'ai reçu tout récemment la *Faune des médecins*, par Cloquet, Paris 1823. L'auteur dit (tome IV, p. 82), après une feuille entière d'impression consacrée à la chair du cheval et exprimé une sainte horreur en mentionnant l'emploi des testicules de ces animaux, ce qui lui paraît assez faible, etc. : « Que de s'arrêter à d'autres parties du cheval, données comme médicaments, le mènerait trop loin ; mais que l'histoire de l'hippomanès était trop célèbre pour qu'on la puisse passer sous silence. » Il mentionne la plante du même nom, ainsi que l'écoulement vaginal et l'excroissance sur le front des poulains. « A nous, de nos jours, » continue-t-il avec tout l'amour-propre d'un critique, « ces opinions des anciens nous semblent erronées, et les vertus qu'ils attribuaient à l'hippomanès nous paraissent ridicules. »

Mais s'il est vrai, et personne n'en doute, toute cette observation est encore inexacte, elle a cela de commun avec la grande majorité des autres observations, et c'est là le cas, même encore aujourd'hui, avec un nombre infini d'autres observations. Il serait donc toujours plus prudent de dire que ces faits sont remarquables et méritent un examen attentif; mais cela n'est pas si facile. Il faudrait, pour obtenir des observations plus précises, ou pratiquer l'opération césarienne chez les juments, ou il faudrait qu'un médecin assistât à la délivrance. Mais ce qu'il y a de certain, c'est qu'il se dépose sur le poulain une masse amorphe provenant du liquide allantoïde, ce dépôt se forme sur la langue; mais pourquoi ne s'en formerait-il pas aussi sur le front? D'un autre côté il est constant que les herbivores lèchent leurs nouveau-nés et qu'ils avalent l'arrière-faix. Pourquoi ne chercherait-on pas à se rendre compte de faits aussi frappants? Pourquoi passerait-on outre en se gourmant à la façon des demi-savants ou comme les politiques sur les points vulnérables de l'administration? Et puis, au bout du compte, qu'y a-t-il de si ridicule dans les propriétés attribuées à l'hippomanès? Déjà Aristote a donné pour des fables tout ce qu'on en racontait. La conclusion d'Ælianus est que peut-être il y a quelque chose de vrai dans ces histoires, peut-être que non, qu'il ne rapportait que ce qu'il avait entendu. Combien n'aurait-il pas été plus sage de se borner à copier tout simplement ces auteurs, au lieu d'endosser cuirasse et bouclier et de s'aventurer si maladroitement dans le champ des explications.

Ce n'est pas à Cloquet que j'en veux, c'est aux innom-

brables moutons de Panurge qui lorsqu'un bélier con-
ducteur, auteur de quelque gros volume, saute dans
une direction, se croient obligés de sauter après lui,
tous à l'unisson.

L'étonnement de Cloquet va *crescendo* quand il rappelle avec quelle assurance Pline (liv. VIII, chap. 42),
dit que cette substance est employée dans les philtres, et
que cet auteur rapporte, d'après Aristote, que rien que
le flair de l'hippomanès nouvellement enlevé, détermine des désirs érotiques. Mais Pline, qui passait ses
loisirs à la lecture, aux commentaires, aux traductions
et aux extraits des auteurs, ne dit nulle part qu'il
croyait tout et cachait tout aux autres; car évidem-
ment il n'avait pas assumé la mission de purger l'histoire naturelle de toutes les fables.

Mais ce qu'il y a de constant, c'est qu'on a composé
des philtres et qu'on en fabrique encore aujourd'hui,
sans nul doute, avec le même résultat qu'autrefois; de
même que l'on administre les moyens abortifs, c'est-
à-dire que l'on arrive à son but ou qu'on n'y arrive
pas; mais lorsqu'on voit compter parmi les aphrodi-
siaques une substance fade, douce et qui répugne au
goût, il convient de consulter l'expérience avant d'ex-
primer un doute par trop absolu. Cloquet rapporte de
Virgile les passages suivants du IV° livre de l'*Énéide :*

> Quæritur et nascentis equi de fronte revulsus
> Et matri præreptus amor.

et de Juvénal :

> . . . . . Ut avunculus ille Neronis
> Cui totam tremuli frontem Cæsonia pulli
> Infudit. . . . .

et il dit : « D'après Daubenton (*Mém. de l'Acad.*, 1751, pag. 293), l'hippomanès ne serait autre chose qu'un précipité inorganique de l'eau de l'allantoïde, et que par conséquent on ne pouvait le considérer comme une excroissance charnue du front du poulain. »

Et là-dessus Cloquet de pirouetter si haut qu'il fait la culbute en plein air : « Ainsi, dit-il, par conséquent, puisque c'est un sédiment inorganique, » (qui pourtant, outre les principes salins, contient nécessairement aussi une assez forte proportion de matière organique), « Ainsi disparaît tout le merveilleux. » Comme si toute cause d'étonnement devait disparaître avec une matière inorganique! et que l'on eût gagné la moindre chose à cette disparition. Sans doute il n'est pas convenable que des hommes soient crédules comme des enfants et de se borner à admirer ; mais c'est agir en gamin que de rejeter sans motifs raisonnables et sérieux. Il faut que tous les points passent successivement au contrôle et que les conclusions soient certaines ; il faut que chacun des angles de la question s'adapte exactement dans l'autre avant que l'on soit autorisé à dire : telle chose doit être rejetée, telle autre ne peut l'être avec la même certitude.

DOCUMENTS PLUS RÉCENTS.

Notre rapporteur pensylvanien ne s'accorde avec Schrœder que sur un seul point, à savoir que la substance est placée sur la langue du poulain. La forme sous laquelle j'ai déjà plusieurs fois obtenu ce médicament, soit à l'état frais, soit desséché, ressemble plutôt

au tissu de la langue ou de la rate ; ce n'est pas une
« excroissance, » et n'est pas pris non plus sur le front.
Comme je n'ai pas occasion de l'examiner de plus près,
j'ose espérer que nos amis en Thuringe, et surtout
l'auteur de l'excellent ouvrage homœopathique, *Heil-
versuche an kranken Hausthieren*, s'intéresseront à
cette question, et enrichiront ce médicament par des
observations sur les animaux. — Lesquelles observations, mises à profit par des praticiens intelligents,
leur fourniront des résultats extraordinaires dans la
médecine humaine. Pour ce qui me concerne, j'ai souvent tiré grand profit, pour une foule de médicaments
nouveaux, de ces observations sur les animaux, et je
considère ces « Briefe » comme une des contributions
les plus importantes à notre thérapeutique.

Voici ce que la science de notre temps nous apprend
sur l'hippomanès. « On appelle hippomanès la substance muqueuse blanche, parfois d'une couleur fon-
cée, olivâtre, molle, gluante, d'une odeur urineuse,
qui se trouve à l'état normal dans le liquide allan-
toïdien de la jument et de la vache, principalement
dans les derniers mois de la gestation, qui nage libre-
ment dans ce liquide, mais qui parfois adhère aussi à
l'allantoïde (Schreger). »

Le docteur Keller a examiné cette substance au microscope et a trouvé qu'elle était formée d'une masse
amorphe recouverte de cristaux de phosphate ammoniaco-magnésien ; mais, ou bien l'exemplaire de Keller
était souillé d'urine ou ces cristaux étaient de l'oxalate
de chaux. G. Hoffmann dans ses *Grundlinien*, etc. (*Elé-
ments de chimie physiologique et pathologique*), 1845,

dit que ces deux substances forment des cristaux qu'il n'est pas possible de distinguer à l'aide du microscope; et Lehmann, dans son *Traité de chimie phys.*, 2ᵉ édit., I, p. 46, dit, sans faire mention de Hoffmann : « Quelquefois les cristaux un peu volumineux d'oxalate de chaux ont de la ressemblance avec ceux du phosphate ammoniaco-magnésien. » Je tâcherai, la prochaine fois, d'élucider ce point. — D'après Lassaigne (*Archif. de Meckel*, V, 243), l'hippomanès serait formé de mucus, d'albumine, de chlorure de sodium et d'oxalate de chaux (Comp. Trommsdorf, *Journ. de Pharmacie*, V, 1).

L'oxalate de chaux que je fus également amené par suite de ces remarques à expérimenter en 1836, est un médicament très-important. Entre autres il m'a servi à faire cesser, dans un grand nombre de cas (troisième trituration à un sur cent, cinq centigr. dans un demi-verre d'eau), les douleurs atroces du cancer du sein, alors que tous les autres moyens avaient échoué. Il ne fallait pourtant pas que l'ulcération fût trop avancée. Plus tard, en 1838, j'ai observé des cas de squirre ulcéré, dans lesquels il a déterminé une séparation ou énucléation complète de la maladie, en laissant une plaie naturelle.

Nous ne savions pas alors que dans les cas de carcinômes très-étendus, arrivés à leur dernière période, il y avait augmentation de l'oxalate de chaux dans les urines; la surabondance de ce sel dans l'urine des dernières périodes du cancer n'a été constatée que dans ces derniers temps. Ce n'est donc pas la connaissance de ce fait qui pouvait influer sur la découverte du médicament en question ; cela se comprend du reste à merveille.

La substance sèche, rouge-foncé-brunâtre, que le pasteur Hilffrich a obtenue comme venant de la langue du poulain nouveau-né, et dont j'ai envoyé une portion à mes amis d'Allemagne, a été triturée selon les procédés habituels, jusqu'à la troisième et puis dynamisée à des degrés plus élevés. Chez Jenichen elle a le numéro sept-cent trente-cinq. Les expériences ont été faites avec les différentes dilutions ; la troisième n'a produit que peu d'effet ; les puissances plus élevées en produisaient davantage ; la trentième a produit des symptômes chez tous les expérimentateurs ; la plupart de ceux-ci ne savaient même pas de quel médicament il s'agissait ; aucun d'entre eux n'a eu de rapports avec les autres.

SIGNES SE RAPPORTANT AUX DIFFÉRENTS EXPÉRIMENTATEURS.

Les expérimentations signées H. sont dues à Jean Hilffrich, à qui nous devons le médicament, et ont été observées sur lui-même ; celles désignées par la lettre J. sont dues à un instituteur.

Celles marquées de la lettre F. sont du docteur Floto, les observations de sa première expérience sont désignées par les lettres F. f.

La lettre R. indique les observations du docteur Reichhelm ; N. celles du docteur Neidhard : a. celles faites avec la teinture alcoolique ; b. celles faites avec la quatrième trituration.

F. H. celles du docteur Frédéric Husmann, qui a pris alternativement la troisième et la trentième et qui.

a répété plusieurs fois les expériences sur lui-même et sur d'autres personnes.

Les lettres C. H. g. me désignent moi-même ; expériences faites sur un jeune homme tout formé, et sur mon propre fils, alors âgé de treize ans. En tout quinze séries d'expériences, sur dix personnes.

USAGE.

Dans les troubles des facultés affectives et intellectuelles, *à caractère dépressif*, surtout vers l'âge de la puberté, ou dans celles qui sont accompagnées d'exaltation des instincts génitaux, l'on pourra tirer un excellent parti de l'hippomanès; il en sera de même chez les femmes à l'âge critique. Il ne produira aucun résultat dans les cas accompagnés de grande disposition à se lamenter. Il est probable que dans les cas de ce genre, assez fréquents dans nos contrées, le *murex purpurea* remplirait une lacune très-importante. En second lieu notre médicament promet de rendre de signalés services dans différentes natures d'*éruption*. Il en sera de même dans certaines *céphalalgies* suffisamment bien désignées, surtout dans celles qui altèrent les facultés intellectuelles ou affectives. Son administration détermine alors des éruptions qu'il est facile de faire céder à l'emploi d'autres substances. — Enfin je le considère encore comme indiqué dans une foule d'affections de cœur.

Dans la paralysie des mains ou dans les douleurs des régions carpiennes *simulant la luxation de ces parties*, l'hippomanès surpasse beaucoup d'autres médicaments.

Il est usité parmi les gens du peuple contre l'*épilepsie* et les *convulsions* des enfants. La symptomatologie fournit assez d'indications pour son emploi dans les cas de ce genre.

Puisse donc la symptomatologie que nous allons rapporter et les observations qui précèdent, amener nos confrères à l'emploi de cet agent si puissant et que rien ne saurait remplacer; puisse-t-il servir d'ancre de salut dans certain cas difficiles, et ainsi récompenser la peine et le travail de ceux qui l'ont fait connaître; puisse enfin son histoire, nécessairement encore très-incomplète, être élargie, complétée et rectifiée par la publication des cures qu'il aura opérées, mais avant tout par les expérimentations.

Tous ceux qui voudront s'adresser à moi et m'envoyer une autre substance en échange, pourront obtenir la première trituration.

REVUE DES SYMPTÔMES.

Humeur chagrine; somnolence avec céphalalgie et vertiges. J.

— chagrine, maussade, le premier jour F. f.

— chagrine; découragement, le deuxième jour au matin. F.

Humeur chagrine; mécontent de lui-même; presque envie de pleurer, le troisième jour au matin. R.

— mal en train et mécontent de tout. C. Hg. b.

5. — Mécontentement de tout ce qui l'environne le deuxième jour au soir. F.

Humeur fâcheuse, hypochondriaque; rien n'est assez bien; le premier jour avant midi. F.

Humeur extrêmement chagrine, disposée à l'emportement, avec chaleur dans tout le corps; le deuxième jour. F.

Se sent disposé à se colleter avec tout le monde. N. b.

Le soir, chaleur et disposition hypochondriaque; le cinquième jour. F.

10. Le soir, aggravation, notamment des symptômes humoraux, avec chaleur à la face; le troisième jour. F.

Humeur chagrine; abattement le cinquième jour. F.

Lypémanie, *tædium vitæ*, poussé jusqu'à l'envie de se détruire, dans la première expérimentation aussi bien que dans la deuxième; le septième jour. F.

Gémissements; aurait voulu appeler au secours la nuit en se retournant dans son lit; après pollution. F.

Nostalgie le soir du deuxième jour. F.

15. Inquiétudes; ne peut rester en place. F. H.

Angoisses, inquiétudes pour l'avenir, le soir du deuxième jour. F.

Loquacité sans suite; avec cela mécontentement; humeur chagrine; le premier jour. R.

Fantaisies voluptueuses, convoiteuses; le premier jour avant midi. F.

INTELLIGENCE.

Débilité physique et intellectuelle très-remarquable dès le principe. F.

20. Affaiblissement, relâchement général, physique et intellectuel.

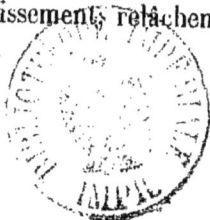

2

Répugnance pour toute occupation; la céphalalgie notamment s'aggrave singulièrement par le travail de tête; le premier jour avant midi. F.

Inaptitude aux travaux intellectuels. A la lecture, par exemple, il ne peut finir un passage sans avoir oublié le commencement; le troisième jour au soir. F.

Incapable de penser; le premier jour. F. f. Le onzième jour. F.

Il lui est difficile de faire ses classes pendant la durée de l'expérience. J.

25. Répugnance pour l'étude; le troisième jour. F. f.

Taciturnité; le premier jour avant midi. F.

Avec sensation de légèreté et de fourmillement dans la tête, il lui semble qu'il va devenir fou. N. b.

S'effraye facilement au moindre bruit inattendu, et qui lui donne mal à la tête. CHg. c.

TÊTE.

Tête entreprise surtout le soir; deuxième jour. R.

30. En se levant le matin, il ressent de la pesanteur et du malaise dans tout le corps, principalement à la tête; quatrième jour au matin. F.

Céphalalgie avec vertiges et étourdissements; d'abord vers le matin chaleur à la tête; puis vers dix heures du matin légers frissons; puis plus tard fluctuosités, répugnance pour le tabac, soif, mauvaise humeur, somnolence et fréquents bâillements. Quelques tasses de café calment la tempête. J.

Sensation de vacuité dans la tête et dans l'abdomen; cinquième jour. F.

Céphalalgie le soir au lit; le trentième jour. H.

Violente céphalalgie; pesanteur au sommet du vertex; pendant la marche il éprouve comme si la tête se renversait en avant. F. H.

35. Douleur comme un poids au-dessus des yeux et dans la partie antérieure de la tête. N. a.

La région frontale est constamment comme engourdie sans pour cela être douloureuse. CHg. b.

Quand il se soulève, la tête retombe en avant comme sous l'influence d'un poids. F. H.

Céphalalgie avec alourdissement et chaleur; quatrième jour. F. f.

Vers le matin chaleur à la tête; quand il touche la tête il lui semble qu'elle est creuse; après une nuit agitée. J.

40. Céphalalgie compressive de bonne heure, le matin des premier et deuxième jours. F.

Céphalalgie compressive, surtout le soir du huitième jour. La même douleur subsiste encore au front le neuvième jour. R.

Céphalalgie sourde, compressive par-dessus toute la région frontale, mais principalement du côté gauche; le premier jour. R.

Douleur compressive dans toute la région frontale; plus forte au-dessus des yeux et vers les tempes; troisième jour après-midi. R.

Sensation de compression dans les deux tempes. N. b.

45. Douleur compressive à la tempe gauche, s'étendant par-dessus le front et la tempe droite, surtout pendant les mouvements; troisième jour vers midi. R.

Céphalalgie compressive à droite, avec vertige et endolorissement des yeux, s'aggravant par les mouvements et quand il se baisse; avec cela beaucoup de salive à la bouche et point d'appétit. F. H.

Céphalalgie avec malaise, comme si on lui comprimait la tête (cette sensation correspond à toutes les parties de la tête). Cet état est très-prononcé pendant la marche lente; il se passe pendant la marche rapide et pendant la course; il en est de même pendant qu'on est assis ou au repos. CHg. c.

Douleur compressive dans les tempes; le premier jour, F. f.; le deuxième jour, F. f. *Idem* F.; au soir du troisième jour, F.; quatrième jour au matin, F.

Céphalalgie sourde, compressive, plus forte en haut, sous les pariétaux; le soir après coucher; immédiatement après l'ingestion de la substance. F.

50. Sous les pariétaux douleur compressive, ondulatoire le matin; plus tard, dans la matinée, la même douleur s'irradiant du sommet de la tête jusqu'à la tempe droite, où elle se fixe; premier jour; *idem* le deuxième jour. F.

Douleur sourde, avec tiraillements, dans le front et les tempes, surtout très-tenace dans le front; il lui semble avoir reçu un coup sur le front. En même temps les yeux manifestent aussi de la douleur lorsqu'on les humecte; cet état ne s'amende que le soir. CHg. b.

Tiraillements d'avant en arrière dans le haut de la tête; plus prononcés à gauche; neuvième jour. F.

Tiraillements douloureux dans la tête avec élancements d'avant en arrière et dans les orbites; premier jour le soir au lit; *idem* le deuxième jour. F. f.

Pincements douloureux dans la région occipitale gauche, à dix heures du soir. F. H.

55. Fourmillements, térébrations, battements dans le sinus frontal, au-dessus de la racine du nez, s'irradiant dans les os du nez; sixième jour. F.

Battements dans la tête le soir après coucher, peu après l'ingestion. F.

Chaleur à la tête le matin après un sommeil agité. J.

Céphalalgie par suite d'une frayeur. CHg.

La contention d'esprit augmente les maux de tête. F.

60. Céphalalgie continuelle, aussi bien dans l'appartement qu'au dehors. C. Hg. b.

A la promenade, lorsqu'il a le soleil en face, les maux de tête augmentent; à l'ombre, au contraire, ils diminuent. C. Hg. b.

Mal de tête le soir au lit. H.

Céphalalgie, principalement frontale. *Acon.* et puis une heure après *coffea* ont bientôt amélioré cet état; le vingtième jour. H.

A midi désir de se coucher; pendant le décubitus, il se sent la tête mieux et plus légère. Premier jour. F.

65. Le soir tendance à enfoncer la tête dans les oreillers en la tournant sans cesse de côté et d'autre. F. H.

Il repose mieux sur le côté de la tête qui lui fait mal que sur l'autre. F. H.

Céphalalgie avec vertige et chaleur surtout à la tête.

Sensation d'une légèreté singulière dans la tête, comparez 59. Quelque chose de rampant, de fourmillant, semblant être provoqué par l'état de l'estomac ; il lui semblait que cela pourrait lui faire perdre la tête. N. b.

Sensation comme si de très-légères décharges électriques lui traversaient le cerveau. N. b.

EXTÉRIEUR DE LA TÊTE.

70. Démangeaisons sur le cuir chevelu ; le deuxième jour au matin. F.

Éruptions avec démangeaison sur le cuir chevelu ; troisième jour au soir. F.

Cheveux secs, comme morts, la deuxième semaine. F.

Grand nombre de cheveux blancs sur la tête, la deuxième semaine, chez un jeune homme. F.

Les cheveux sont beaucoup plus secs. F. H.

73. Les cheveux tombent. F. H.

LES YEUX.

Endolorissement des yeux avec céphalalgie. F. H.

Les yeux font mal quand on les meut ; avec céphalalgie frontale. CHg. b.

Élancements dans les yeux avec mal de tête. F. f.

Douleur lancinante au-dessus de l'œil droit, le soir. F. H.

80. Clignement répété de la paupière inférieure gauche, le onzième jour. F.

Dans l'œil droit compression très-sensible, comme si elle était exercée par un grain de sable, durant deux à trois heures le soir. F. H.

Larmoiement lorsqu'il aspire l'air par les narines.
F. H.

Les yeux lui brûlent; il lui semble qu'il va s'endormir; l'œil gauche est plus d'abord affecté; puis c'est le droit. F. H.

Ardeurs dans les yeux et larmoiement avec céphalalgie. C. Hg.

85. Fixité du regard le quatrième jour. F.

Fixité de tout le corps, notamment de la tête; en même temps les yeux tournent involontairement avec grande facilité; quatrième jour au matin. F.

La lumière des bougies lui semble de couleur bleue. CHg. c.

En marchant dans la rue, il aperçoit devant les yeux des taches rondes de couleur rouge, bleue, verte; une grande tache au milieu et des petites tout autour; elles disparaissent en rentrant à la maison et tout devient noir et foncé. C. Hg. c.

OREILLES.

S'effraye au moindre bruit. C. Hg.

90. L'après-midi et le soir l'oreille gauche semble devoir fournir un écoulement et appelle l'introduction d'une curette; trois semaines. H.

Élancements dans l'oreille gauche avec douleur térébrante et déchirante. C. Hg. b.

Bruits dans l'oreille gauche, le soir étant assis; se reproduisent environ toutes les cinq minutes et puis cessent. F. H.

NEZ.

Le mal de tête s'irradie dans le nez. F.

Rhume de cerveau; frissons, soif, mal de tête. J.

95. Épistaxis le matin; cinquième jour. H.

De petits grumeaux de sang noirâtre viennent du nez et de la bouche. C. Hg. b.

Sensation de froid dans le nez pendant l'inspiration; dixième jour. F.

L'air passe froid à travers le nez dans la trachée; il lui semble comme si la muqueuse des fosses nasales et du larynx était enlevée ou comme si les surfaces étaient à *vif;* il éprouvait aussi la sensation comme s'il pénétrait beaucoup plus d'air que d'habitude par les narines. F. H. (Comparez 82.)

Tremblotements et légères démangeaisons. Voy. 100 et 104.

VISAGE OU FACE.

100. Vibrations ou légers tremblotements au côté gauche du sommet du nez. F. H.

Contractions involontaires dans la lèvre inférieure; premier jour. J.

Pâleur de la face avec débilitation. N.

Chaleur à la face, quatrième jour au matin; F. Le soir du troisième jour avec aggravation des symptômes du côté des facultés affectives. F.

Violentes démangeaisons comme s'il y avait de la toile d'araignée sous le nez, plus prononcées à droite;

pendant deux soirs consécutifs; plus tard éruption sur le côté gauche de la face. F. II.

105. Mal de dents à la mâchoire gauche; premier jour. F. f.

Dans la bouche, au-dessus des incisives, au maxillaire supérieur, une douleur fixe, brûlante, comme déterminée par inflammation traumatique, et qui persiste pendant plusieurs jours; dans la deuxième semaine. F.

Beaucoup de salive à la bouche avec mal de tête, F. II.; avec mal de gorge. C. Hg. b.

Langue couverte d'un enduit blanc; rouge à la pointe. C. Hg. c.

110 (1). Bouche amère. C. Hg. c.

GORGE (pharynx).

Mal de gorge; à gauche comme un nœud dans le gosier, pendant qu'on avale ou qu'on veut parler le matin. C. Hg. c.

Mal de gorge et frissons, le soir. F. f.

Chatouillements tout en bas du pharynx. C. Hg. b.

Les amygdales, surtout à gauche, commencent à faire mal de grand matin jusqu'à dix heures; avec cela plus de salive à la bouche. C. Hg. b.

_____

(1) Ou bien il manque ici deux symptômes, ou l'on s'est trompé en le comptant; car il n'y en a que 108 jusqu'ici. (*Note du Trad.*)

115. Mal de gorge depuis le palais jusqu'au larynx; troisième jour au soir. F.

Expectoration de mucus peu lié, quatrième jour au matin. F.

Mucus épais le matin, collant au palais. C. Hg. c. Comparez 185.

APPÉTIT.

Défaut d'appétit; langue chargée et mauvaise humeur; premier jour. C. Hg. b.

Défaut d'appétit pendant toute la durée de l'expérimentation. C. Hg. b.

120. Appétit nul; salivation; mal de tête. F. H.

Répugnance pour les aliments, surtout le matin. F. H.

Répugnance pour le tabac; premier jour avant midi. F.; troisième jour. F. f.

Répugnance pour le tabac. J.

Dégoût pour la fumée de tabac; deuxième jour au matin. F.

125. Désir pour les aliments acides, âcres; répugnance pour ceux qui sont sucrés, avec langue blanche et rouge au sommet. C. Hg. c.

Éructations les troisième et quatrième jours au matin. F.

Éructations avec frissons; quatrième jour avant midi. F.

Soif avec malaise et céphalalgie; avant midi. J.

Malaise, surtout quand il sent un courant d'air. C. Hg. c.

130. Malaise avec céphalalgie. C. Hg. c.
Vomissement et selle en dévoiement. F.

ESTOMAC ET ABDOMEN.

Froid glacial à la région épigastrique et au côté
gauche, aux côtes et au ventre; quatrième jour. F.

Légère douleur pulsative sous les côtes gauches. N. b.

Sensation de vacuité dans le ventre et dans la tête;
cinquième jour. F.

135. Dureté du bas-ventre, sans amélioration même
après une selle. C. Hg. b.

Borborygmes. C. Hg.

Coliques violentes autour de l'ombilic; deuxième
jour. F. f.

Coliques principalement autour du nombril, avec
expulsion de beaucoup de vents fétides; deuxième jour
au matin. F.

ANUS.

Douleur au-dessus de l'anus; deuxième jour. F. f.;
épreintes. F.

140. Spasmes du sphincter; troisième jour avant
midi. F.

GARDE-ROBE.

Expulsion de vents; quatrième jour. F.; premier
jour avant midi. F. f.

Flatuosités et mauvaise humeur; avant midi. J.

Vents fétides, avec coliques. F.

Le soir selle en dévoiement avec expulsion de gaz; treizième jour. H.

145. Dévoiement avec émission par l'urèthre d'un peu de liquide, après la miction; troisième jour, matin. F.

Garde-robe molle succédant à un mal de tête, après avoir pris du café. J.

Selle demi-liquide avec vomissement et émission, après miction, d'un fluide (prostatique?) par le canal de l'urèthre; le soir; il avait eu le matin une selle dure, *noueuse*; deuxième jour. F.

Selles irrégulières, ne venant pas aux heures ordinaires; huitième, neuvième et dixième jours. F.

Selles plus dures et irrégulières; la deuxième semaine. R.

150. Constipation; selle peu abondante, *noueuse*; le deuxième jour. F. f.

Selle peu abondante, grumeleuse; le quatrième jour. F.

Garde-robe épaisse, dure, à formes globuleuses, avec beaucoup d'épreintes consécutives, précédée de tranchées; deuxième jour au matin. F.

Selle dure, épaisse; beaucoup d'épreintes; premier jour avant midi. F.

URINE.

Urine peu abondante, claire; premier jour. F. f.

155. Émission abondante d'une urine claire comme de l'eau; premier jour. F.

Miction subséquente; troisième jour au matin. F.

Émission d'un fluide (prostatique?) après miction avec selle demi-liquide; le deuxième jour; avec dévoiement le matin du troisième et du dixième jours. F.

Douleur soudaine avec tiraillement, s'étendant de l'anus à travers l'urèthre; le matin du troisième jour. F.

Tiraillement s'étendant de l'anus à travers l'urèthre; troisième jour au soir. F.

160. Le matin au réveil épreintes urinaires; l'urine ne sort pas à jets aussi forts que d'habitude, comme si elle était gênée au passage par une tumeur. F. H.

ORGANES GÉNITAUX.

Tiraillements dans le cordon spermatique droit, au niveau de l'anneau inguinal externe. F. H.

Douleur à la partie supérieure du pénis; troisième jour au matin. F.

Tiraillements douloureux dans les testicules; quatrième et dixième jours. F.

Sensations de grouillement dans les testicules. N. h.

165. Douleur tensive dans les testicules; deuxième jour. F. f.; dans les parties inférieures des testicules; deuxième jour avant midi. F.

Désirs vénériens prononcés; érections; premier jour avant midi F.

Désirs vénériens prononcés; troisième jour avant midi. F.

Augmentation des désirs vénériens; cinquième jour au soir. F.

Dans la nuit une ou deux fortes pollutions, occasionnées par des rêves (probablement vers le matin), suivies d'agitation en se retournant constamment d'un côté sur l'autre, avec bruyants gémissements; il aurait voulu appeler à haute voix; quatrième jour. F.

MENSTRUES.

170. Facilite l'éruption des règles, surtout vers l'âge de retour. F. H.

Les règles paraissent quinze jours avant l'époque; elles arrivent sans aucune douleur. Le deuxième jour elle se sent mieux que dans les temps ordinaires (chez une femme de trente ans). F. H.

LARYNX ET TOUX.

Douleur s'étendant du palais vers le larynx; le soir. F.

Larynx comme s'il était à vif, comme si l'air était trop froid. F. H.

Chatouillements dans le gosier, excitant la toux. C. Hg. b.

175. Chatouillements dans la gorge pendant l'inspiration. C. Hg. c.

Toux pendant le sommeil, sans se réveiller. C. Hg. c.

Toux imitant les aboiements. C. Hg. c.

POITRINE.

Douleur sourde, compressive sur la poitrine et sur les deux côtés, subsistait pendant plusieurs jours. C. Hg. b.

Élancements dans la poitrine, deuxième jour avant midi. F.; le deuxième jour. F. f.

180. Élancements sourds, isolés dans le côté gauche de la poitrine, un peu en arrière. C. Hg. b.

Élancements dans le côté gauche, gênant la respiration; dixième jour. F.

Élancements répétés dans le côté gauche. N. a.

Douleur compressive à droite entre les troisième et cinquième côtes (le sujet portait des tubercules dans les poumons). F. H.

Douleurs au côté gauche de la poitrine, caractérisées par des secousses de bas en haut; neuvième jour. F.

185. Retour d'une expectoration muqueuse, principalement le matin, et qui ne s'était plus montrée depuis six mois. J. Comparez 116, 117.

Sensation de compression et d'attraction de bas en haut, s'étendant de l'hypocondre droit jusque dans l'épaule gauche. C. Hg. c.

CŒUR.

Douleur revenant à plusieurs reprises pendant la marche; il lui semble (comp. 133) qu'on lui arrache le cœur. En général assez souvent des battements très-forts. C. Hg. b.

A chaque mouvement du corps, mais surtout quand il se relève de la position assise, il se produit plusieurs battements durs et violents. C. Hg. b.

NUQUE ET DOS.

A de la peine à tenir sa tête droite. F.

190. Soubresauts par-dessus la colonne vertébrale entre les omoplates; quatrième jour avant midi. F.

Douleur dorsale au-dessous de l'omoplate gauche. C. Hg. b.

Élancements au-dessous de l'omoplate gauche, longtemps continués. C. Hg. b.

Douleurs comme si elles occupaient la moelle épinière; quatrième jour, matin. F.

Douleur entre le scapulum gauche et l'épine du dos, se produisant pendant la déglutition, les inspirations profondes ou l'inclinaison sur le côté gauche; le soir. F. H.

195. Tiraillements au niveau des premières vertèbres lombaires; premier jour au matin. F.

Douleur dans la région sacrée le troisième jour. F. f.

ÉPAULES ET BRAS.

Sentiment de pesanteur sur l'épaule gauche, comme si elle était chargée d'un fardeau qui la déprimât; cela ne se passe que dans le décubitus. C. Hg. c.

Sensation de pincements à l'humérus gauche; cinquième jour. R.

Le bras gauche, à partir de l'épaule, est souvent comme paralysé. C. Hg. b.

200. Frissons à la partie postérieure des bras. F.

MAINS.

Fourmillement à la main droite; quatrième jour au matin. F.

Roideur et sensation de paralysie dans les deux mains; elles sont comme gonflées et engourdies; le sixième jour. F.

Sensation de paralysie et de pesanteur des mains, des articulations des poignets et des doigts; le dixième jour. F.

Douleur, comme d'une entorse, dans le poignet gauche, le matin au lever. C. Hg. c.

205. Paralysie de l'articulation du poignet chaque matin au lit et ne se montrant qu'à ce moment, s'étant montrée pour la première fois le huitième jour et n'ayant pas encore entièrement cessé au bout de trois mois. (*Causticum* a été donné avec assez de succès contre cet accident). F.

N.B. Dans un cas analogue, mais bien plus douloureux et plus tenace, nous avons vu également réussir *causticum* après avoir donné d'abord *oxal. acid.* 1/10. C. Hg.

Le matin, roideur du doigt médius droit. F. H.

Faiblesse extrême des mains et des doigts, dont il ne peut rien tenir. C. Hg. c.

Grande faiblesse dans les mains, incapables de retenir un objet. C. Hg. c.

Dans les articulations des poignets, surtout à gauche, sensation d'entorse. C. Hg. c.

MEMBRES INFÉRIEURS.

210. Faiblesse et sécheresse dans les articulations tibio-tarsiennes et dans les plantes des pieds, incommode au point que, les premiers jours, il redoutait

3

d'appuyer les pieds sur le sol ; cet état se dissipe à la suite de lotions avec eau-de-vie. J.

Fatigue et lassitude dans les jambes. F. H.

Lassitude et endolorissement des deux cuisses et des mollets ; du cinquième au huitième jour. J.

Le soir un soubresaut dans la cuisse droite, au-dessus du genou ; deux jours après mêmes symptômes à gauche. F. H.

Le matin, au lit, sensation de compression, de tiraillement, de déchirement au-dessus du genou gauche ; la même sensation à la jambe droite, au-dessous du genou ; sixième jour. F.

215. Sensation de luxation dans les deux genoux ; grande débilité de ces parties pendant la station. C. Hg. c.

Élancements au-dessus du genou gauche ; cinquième jour. R.

Battements douloureux, par bonds, à la face externe du mollet gauche ; premier jour au matin. F.

Le soir, pendant qu'on est assis, crampes à la plante des pieds ; pendant les premiers jours. H.

Le soir, pendant qu'on est assis, douleur spasmodique dans les chairs sous le gros orteil du côté gauche ; le vingt-troisième jour. H.

220. Idem.; même douleur le trente et unième jour. H.

Douleur comme d'une plaie à la même partie et à la face supérieure des orteils, se développant lors de la flexion du pied. C. Hg. c.

Les jambes sont si faibles qu'il lui semble impossible

de marcher, et pourtant cela se dissipe sous l'influence d'une marche rapide. C. Hg. c.

Paralysie, tiraillements, tension dans l'articulation du pied droit; matin du neuvième jour. F.

Crampe dans le pied; dixième jour. F.

225. Crampe dans le moyen-pied; deuxième jour avant midi. F.

Crampe à la plante du pied gauche; trentième jour, le soir au lit. H.

Roideurs à la plante du pied gauche; onzième jour, matin. F.

Froid aux pieds; le quatrième jour. F.

Douleurs déchirantes dans les bras et les jambes, lorsqu'il les étend. C. Hg. c.

LE CORPS ENTIER.

230. Débilitation générale et désir continuel de se coucher et dormir; le onzième jour. F.

Envie de se coucher pendant toute la journée; neuvième jour. F.

Désir de se coucher; pendant le décubitus il se sent mieux dans la tête; premier jour, midi. F.

Cherche à se coucher, mais n'en éprouve aucun soulagement. C. Hg. b.

Pendant la promenade il se sent si faible qu'il se voit obligé de se coucher. C. Hg. b.

235. Pesanteur dans les membres; dixième jour. F.

A son lever il se sent lourd et mal en train par tout le corps, la tête surtout; quatrième jour. F.

Il se sent malade, sans force et de mauvaise humeur; quatrième jour, matin. F.

Débilitation, relâchement général, physique et intellectuel; du septième au neuvième jour. F.

Débilitation physique et intellectuelle très-sensible dès le commencement de l'expérience et tout à fait remarquable après le onzième jour. F.

240. Grand abattement et faiblesse avec pâleur du visage. N. *a*.

Sentiment de courbature et d'abattement de tout le corps. C. Hg. *b*.

Fatigue dans les bras et dans les jambes, plus prononcée un jour dans le côté gauche, et puis deux autres jours plus marquée à droite. F. H.

SOMMEIL.

Bâillements répétés, presque spasmodiques, le premier jour. F.

Grande envie de dormir. C. Hg. *e*.

245. Envie de dormir et ardeur dans les yeux. F. H.

Somnolence continuelle; quoique tranquille, le sommeil n'est pas réparateur, ne donne point de forces. C. Hg. *b*.

Le soir du premier jour il se sent de bonne heure envie de dormir. F. *f*.

S'endort très-tard; le sommeil est précédé d'un état de somnolence, très-prolongé, peu après avoir pris le médicament. F.

S'endort sous les nombreuses réflexions et méditations qui viennent d'habitude précéder son sommeil; deuxième jour. F.

250. Sommeil agité, et le matin chaleur à la tête après ingestion d'une nouvelle dose le soir. J.

Toux pendant le sommeil, sans être réveillé. C. Hg. c.

Se rejette à droite et à gauche dans son lit, après une pollution. F.

Insomnie. C. Hg.

Toute la nuit se passe dans un état de demi-veille, d'agitation, sans être toutefois entièrement réveillé; a eu plusieurs représentations obscures de ses occupations de la journée. 3, F. H.

255. A beaucoup rêvé la nuit dernière; ne se rappelle pas ses rêves; quatrième jour. H.

Nuit remplie de rêves; excessivement agitée. N. a.

La nuit dernière a eu un cauchemar; un bœuf furieux se jetait sur un jeune homme ; seizième jour. H.

Rêves effrayants; a entendu grand bruit dans la nuit; a eu du délire. N. a.

Rêves voluptueux, le sixième jour. F.

260. Rêve lubrique, sans pollutions. F. H. Comp. 65, la tendance à enfoncer la tête dans les oreillers du même expérimentateur.

FIÈVRE.

Frissons et tremblement général. F. H.

Frissonnements par tout le corps; premier jour avant midi. F.

Frissons surtout à la partie postérieure des bras ;

faiblesse et lenteur du pouls; quatrième jour avant midi. F.

Légers frissons à dix heures du matin, précédés de céphalalgie et de vertiges, et suivis d'expulsion de vents. J.

265. Frissons et renvois: avant midi. F.

Grand froid de tout le corps malgré la grande chaleur d'été qui régnait alors; l'on ne se sent soulagé que par la chaleur du lit. C. Hg. c.

Frissons et une sorte de rhume de cerveau à dix heures du matin; plus tard soif, somnolence, mal de tête, etc. J.

Frissons commençant par le dos. C. Hg. b.

Frissons et mal de gorge le premier jour au soir. F. f.

270. Pieds froids le quatrième jour. F.

Le soir chaleur et humeur hypochondriaque; cinquième jour. F.

Chaleur générale; pesanteur dans les membres; peut à peine soutenir sa tête; le dixième jour. F.

Chaleur par tout le corps le soir avec humeur acariâtre et coléreuse; deuxième jour. F.

Vers le soir chaleur fébrile avec aggravation de tous les autres symptômes; le premier jour. F.; avec chaleur et céphalalgie avec alourdissement, 38; tête creuse. 39.

275. Pouls fréquent; deuxième jour avant midi. F.

Pouls faible, lent, avec frissons dans la matinée du quatrième jour. F.

PEAU.

Démangeaisons comme celles que produirait la flanelle, auxquelles les frictions font du bien, à la poitrine, aux bras, aux côtes, sous les aisselles, au cou, puis sur les épaules et au dos. Elles durent une heure et demie. Elles surviennent à midi pendant une sortie en voiture, de même le soir pendant une nouvelle sortie en voiture (sans toutefois paraître aux bras); le premier jour. Les mêmes démangeaisons reviennent, surtout pendant les sorties en voiture, le soir du quatrième jour; le matin, dans la matinée, à midi et le soir, le sixième jour, et plus tard, jusqu'au trente et unième jour. Elles existent surtout sur la poitrine et entre les omoplates et s'étendent souvent jusque par dessus les épaules et sous les bras. H.

Vives demangeaisons sur les deux côtés de la poitrine; troisième jour avant midi. F.

Démangeaisons au pied; cinquième jour. R.

280. Dans la région lombaire se montre une éruption urticaire, large d'une fève de haricot, entourée d'une auréole inflammatoire avec démangeaison violente, qu'il ne calme point en se grattant, le cinquième jour; une autre au côté droit du front, avec large auréole, le septième jour; un autre survient le soir au lit, à la fesse droite, avec démangeaison *à devenir fou furieux;* les dixième et onzième jours il s'en développe d'autres au mollet et au flanc du côté droit; démangeant tout autant, surtout après avoir gratté ; elles disparaissent le treizième jour, mais continuent de démanger au même degré; le dix-neuvième jour il s'en forme même à l'avant-bras droit; le vingt unième jour, une autre petite sur le bord externe de la main droite, et qui ne dure que seize heures. R.

Éruption de *bourgeons* sur différents points, le premier jour. F. f.

Éruption avec démangeaison sur le cuir chevelu. C. Hg.

Éruption sur les épaules et sur le dos; le quatrième jour. F.

Développement de plusieurs petites pustules sur le bras, sur la cuisse; premier jour. J.

285. Petite pustule au doigt médius droit; premier jour. F. f.

Pustules à la cuisse, entourées d'une aréole inflammatoire; premier jour. F.

Éruptions sèches avec ardeurs et démangeaisons, comme des dartres, sur le tibia; premier jour. F.

Le soir au lit il découvre une tumeur dure, mobile, de la grosseur d'une aveline, située à un travers de doigt au-dessous du mamelon gauche, entre les côtes et la peau; laquelle tumeur s'est dissoute le lendemain; dixième jour. F.

Picotements dans les cors aux pieds; quatrième jour avant midi. F.

290. * Fermeture d'un ulcère variqueux de la jambe droite, ouvert depuis huit semaines. J.

* Disparition totale d'une excroissance sèche, tuberculeuse au bras gauche, qui s'était développée pendant un voyage sur mer et d'où s'exfoliait, tous les deux à trois jours, une membrane sèche épaisse. F.

GÉNÉRALITÉS.

Dans le but de se débarrasser du malaise général

développé par le médicament, il prend deux tasses du café, ce qui calme la tempête. J.

CONDITION.

Les incommodités se montrent surtout dans la position assise. F. f.

Dans la position assise céphalalgie, 47, 49; bruits dans l'oreille, 92; crampes dans la plante des pieds. 218, 219, 220.

295. Malaise en se levant, surtout à la tête, 236. Battements de cœur quand on se relève (de la position assise), 188.

Quand on se relève, lourdeur de la tête qui retombe en avant. 37.

Faiblesse des genoux pendant la station, 215.

Faiblesse des articulations des pieds, quand on se relève. 210.

Pendant la marche c'est comme si la tête allait tomber en avant. 34.

Douleur au cœur, 187; fatigue à se rasseoir, 234. Pendant la marche, compression des tempes, 45. Les mouvements des yeux sont douloureux, 51; la marche rapide fait diminuer le mal de tête provoqué par la marche lente, 47; lassitude. 222.

300. Mal de tête quand on se baisse, 46; l'inclinaison du tronc à gauche détermine une douleur de côté, 194; douleur par la flexion du pied. 221.

Le décubitus diminue le mal de tête, 64; les douleurs de l'épaule se passent étant couché, 197; soulagement par le décubitus sur le côté douloureux. 66.

Céphalalgie au soleil. 61.

Le frissonnement diminue par la chaleur du lit. 266.

Vers le matin, chaleur à la tête, etc., 31, 39, 57 ; pollution. 169.

305. *Le matin.* Humeur irascible, chagrine, 3, 4 ; pesanteur de tête, 30 ; mal de tête, 31 ; céphalalgie compressive, 40, 48, 50 ; démangeaison, 70 ; tournoiement des yeux, 86 ; épistaxis, 95 ; chaleur à la face, 113 ; expectoration muqueuse, 116, 117 ; répugnance pour les aliments, 121 ; pour le tabac, 124 ; éructation, 126 ; coliques et expulsion de gaz, 138 ; dévoiement, 145 ; tranchées et selle dure, 152 ; miction subséquente, 156 ; fluide prostatique, 157 ; douleur dans l'urèthre, 158 ; épreintes urinaires et dysurie, 160 ; douleurs dans le pénis, 162 ; expectoration muqueuse, 185 (comparez 116, 117) ; rachialgie, 193, 195 ; roideur des doigts. 206 ; douleurs au-dessus du genou, 214 ; au mollet, 217 ; à l'articulation du pied, 223 ; roideur à la plante du pied, 227. — Lourd et mal en train, 236 ; sans force et de mauvaise humeur, 237 ; démangeaisons à la tête. 250.

Avant midi. Humeur fâcheuse, 6 ; répugnance pour l'occupation, 21 ; fantaisies voluptueuses, 18. Mal de tête et vertiges, 31 ; — compressif, 50 ; mal de gorge jusqu'à dix heures, 114 ; répugnance pour le tabac, 122. Éructation, 126, 127 ; spasme de l'anus, 140 ; émission de vents, 141, 142 ; selle dure, 155 ; douleur testiculaire, 165. Excitation vénérienne, 166 (comparez 18).

Élancements dans la poitrine, 179; soubresauts entre les épaules, 190. Crampe au pied, 225; frissons, 262, 265, 264, 265 et 267; pouls fréquent, 275; pouls faible, 275, 276; démangeaisons sur la poitrine, 278. Picotements dans les cors aux pieds, 289.

Vers midi. Compression des tempes, 45. Désir de se coucher, 64, 232; démangeaisons, 277.

Après midi. Douleur compressive à la tête, 43. Douleur térébrante dans l'oreille, 90.

Vers le soir. Augmentation et excitation de tous les symptômes le premier jour, F. f.; avec chaleur fébrile, F.

310. *Le soir.* Mécontent, 5, 9; irascible, coléreux, 7; humeur plus mauvaise, 10; nostalgie, 14; anxiété, 16; tête entreprise, 29; céphalalgie compressive, 33, 41, 42, 48, 49; pongitive, 53; avec pincements, 54; avec battements, 56; au lit, 62; au-dessus de l'œil, 79; démangeaison sur la tête, 71; excitation à se fourrer le doigt dans l'oreille, 90; clapotements, 92; chaleur au visage, 103; démangeaisons à la face, 104; mal de gorge, 112, 115; diarrhée, 144; garde-robe molle, 147; tiraillements dans l'urèthre, 159; désirs vénériens, 167; douleur dans le dos, 194; soubresauts dans la cuisse, 213; crampes aux plantes des pieds, 218, 226; spasmes dans les chairs sous le premier métatarsien, 219, 220; somnolence, 247; froid, 269; chaleur, 271, 272, 274; démangeaison, 272, 280.

A DROITE ET A GAUCHE.

Pression temporale d'abord à gauche, puis à droite.

R. 45. Sensation d'ardeur dans les yeux. F. H. 85. Soubresauts à la cuisse. F. H. 213. Lassitude des membres. F. H. 242.

Vers la droite. Démangeaisons sous le nez. F. H. 104.

De l'hypochondre droit vers l'épaule gauche. 186. C. Hg.

De bas en haut, 184, 186.

A DROITE.	A GAUCHE.
315. Céphalalgie compressive. F. H., 46. A la tempe. 50.	Céphalalgie. R., 42; compressive à la tempe, 4, 5; tiraillements. F. 52.
	Pincements, en arrière. F. H., 54.
Lancements au-dessus des yeux. F. H., 79.	
Sensation d'un grain de sable dans l'œil. F. H., 81.	
Brûlements dans les yeux. 83.	Sensation comme d'un écoulement par l'oreille. H., 90.
	Élancements. C. Hg., 91; clapotements. F. H., 92.
Démangeaison sous le nez. F. H., 104.	Éruption. F. H., 104; tremblotements. F. H., 100.
	Mal aux dents. F., 105.
	Mal de gorge. C. Hg. 111; amygdales. C. Hg., 114.
	Froid épigastrique. F., 132.

De l'hypocondre vers le côté gauche. 186.

Tiraillements dans le cordon. F. H., 161.

Pression au thorax. F. H., 183.

Fourmillements dans la main. 201.

Roideur du doigt médius. 206.

Au-dessous du genou. F., 214.

Pulsations à l'hypocondre. N., 135.

Élancements dans la poitrine. C.Hg., 180; F., 181; N., 182.

Soubresauts. F., 184.

Sensation s'étendant de l'hypocondre droit jusque dans l'épaule gauche. 186; pesanteur. C. Hg., 197.

Douleur dorsale près du scapulum gauche. F. H., 194; au-dessous. C. Hg., 191.

Élancements. 192.

Pincements au bras. R., 198.

Paralysie du bras. C.Hg , 199.

Articulation de la main comme frappée d'entorse. 204, 209.

Contractures (soubresauts) dans la cuisse. F. H., 213.

Élancements au-dessus du genou. R., 216; douleur

A DROITE.	A GAUCHE.
	compressive, *ibid*. F., 214. Battements dans le mollet. F., 217.
Douleur dans l'articulation tibio-tarsienne. F., 223.	Crampe sous le premier métatarsien. H., 220. — Dans la plante du pied. G. F., 226, 227.
Plaque d'urticaire. R., 280. Bourgeon suppurant. F., 285. — Ulcère variqueux. * 290. J.	Tumeur sous le mamelon. F., 288. * Tubercule. J. 291.

PARALLÈLES ENTRE QUELQUES SIGNES PARTICULIERS.

Nos soi-disant répertoires pour la collection des symptômes médicamenteux, sont des œuvres sans utilité réelle et manquent de l'autorité qu'ils devraient avoir. Toutes les fois qu'il s'agira de symptômes ou même de *parties de symptômes* dont aucun praticien n'a que faire, soit que ces symptômes se rencontrent chez le malade, soit qu'ils soient développés par le médicament, ou les deux réunis, ou aucun des deux, vous en trouverez dans chaque *répertoire* à remuer à la pelle, cela ressemble, passez-moi la comparaison, au sable qui sert à lier le mortier destiné à relier les pierres de l'édifice ; mais quant à ce qu'il y a de caractéristique, d'essentiel dans cette Babel symptomatologique, il est aussi difficile et pénible de l'en arracher, que de reti-

rer le fourmi-lion ou le tatou d'un monceau de sable ;
on ne les a pas sitôt aperçus qu'ils ont disparu dans le
tas ; les rapports les plus importants sont mis immédiatement en lambeaux, et ce qu'il eût encore été possible d'en sauver, se trouve éparpillé dans tous les
coins et recoins, grâce à l'ordre alphabétique, cette
méthode de cuistre. Les symptômes rares extraordinaires, ne présentent pas toujours, il est vrai, une importance toute particulière ; mais ce n'est pas une
raison pour qu'il soit à peu près impossible de les dé-
couvrir au milieu des fouilles ; au contraire, il faudrait
pouvoir les trouver vite et facilement, sans quoi ils ne ré-
compenseraient pas le temps qu'on y perd. Il résulte que
chaque praticien est réduit à se composer un répertoire
pour son propre usage. C'est ce qui me détermine à
établir ici un certain nombre de parallèles de mon
propre cru. Dans ces parallèles je ne relate que ce que
m'ont fourni quelques recherches faites à la hâte et
quelques remarques faites à l'occasion, rien de complet par conséquent. A l'occasion de la plupart des
symptômes, je me suis rappelé que d'autres substances
en produisaient d'analogues. Cela ne dit pas qu'il en
résulte une sorte de parenté entre ces différentes substances et quand même les symptômes essentiels se
rencontreraient tous deux dans un autre, ce ne serait
pas encore un motif pour les considérer comme succé-
danés. Ainsi, par exemple, *ignatia* se trouve mentionné en *a*, *b*, *c*, *d* ; mais *d* seul est caractéristique
pour Ignatia, et il l'est d'une autre façon ; dans *b* la
concordance est purement accidentelle ; dans *a* il y a
une grande différence. Je ne veux donc pas être res-

ponsable de ce fait que, par suite de la façon déplorable dont on compromet l'importante histoire des actions médicamenteuses, la concordance fortuite de un, deux ou trois symptômes ou lambeaux de symptômes produits par deux médicaments, suffise à certaines gens pour proclamer leur analogie.

Je dois encore faire remarquer spécialement, que, sauf les derniers, les symptômes passés ici en revue, ne sont nullement caractéristiques de l'hippomanès, attendu qu'ils appartiennent aux symptômes plus rares; c'est pourquoi je les ai rangés dans les *parallèles*. Cela n'empêche point qu'ils ne soient dignes d'attention; aucun d'eux, jusqu'ici, ne s'est montré comme caractéristique, ni par les expériences, ni par les guérisons, ni par leur fréquence chez les malades, ni par leur production chez un grand nombre d'expérimentateurs, pour nous autoriser à le proclamer tel. Cela est encore à décider.

Les symptômes les plus importants de l'hippomanès, ceux qui doivent provoquer de nouvelles investigations, ce sont ses effets sur la peau et sur les tubercules sous-cutanés. Ces effets doivent le faire ranger décidément parmi les antipsoriques. Nous saurons plus tard si cette action est due au natr. muriaticum ou calcar. oxalic., ou par ces deux ingrédients réunis. Ce dernier (l'oxalate de chaux) promet beaucoup. Malheureusement il produit des incommodités tellement douloureuses et de si longue durée, que l'expérimentation en devient très-pénible. Quiconque se risque à prendre la troisième trituration dans l'eau, peut s'attendre, au bout de six à huit semaines, sans avoir presque rien éprouvé dans le principe, aux plus vives souffrances ; et je ne connais d'autre antidote que belladona et causticum, dont l'action par-dessus le marché, n'est que très-lente et même incertaine.

a. 55. *Fourmillements, fouissements, battements dans les sinus frontaux au-dessus du nez, s'irradiant de là dans les os nasaux.* F.

Céphalalgie s'étendant jusque dans les os propres du nez. Brom., lycop., déchirante, compressive ; mezereum, compressive avec battements ; dulcam., ignatia., pesanteur ; lauro-ceras., compressive en écartant ; janipha (mûre), lachesis, déchirante avec tiraillements.

Céphalalgie en général, s'étendant au nez. Parmi les métaux, plat., merc., stann., plumb., bismuth., térébrante ; niccol., à gauche. Parmi les alcalis et les sels : calcar., hepar c., nitrum, constrictive ; natr., tiraillements spasmodiques. Parmi les métalloïdes : phosph. ac., compressive ; nitr. ac. (1). Parmi les végétaux : crocus, déchirante ; scilla, colchic., cicuta, acon., ran. bulb., thuya, déchirante ; rhus, pongitive ; viola odorata., nux vom., taraxac., constrictive ; arnica, comme après l'apoplexie ; opium et bellad., compressive ; moschus, glonoïne. (Rien dans le texte original.)

b. 61. *Pendant la marche la céphalalgie augmente lorsqu'il a le soleil en face ; elle diminue quand il est à l'ombre.* C H. g.

Céphalalgie par exposition au soleil, natr. carb. Hahnemann soulage également d'autres incommodités produites par le soleil et notamment celles qui sont déterminées par la lumière solaire. C Hg. Lippe.

---

(1) Ici le texte n'indique rien. (*Note du Trad.*)

Dans les maux de tête qui surviennent quand se lève le soleil, augmentent et baissent avec lui, — une forme particulière qui s'observe également dans les temps couverts, — spigel. est souvent employé avec succès. C. H. g.

Maux de tête aggravés par la lumière solaire : ant. cr. (selen.), baryta, ignat. (seulement d'après un seul symptôme observé chez un sujet d'expérimentation, Jœrghen); nux vom. et nucis vomicæ cortex (faussement appelée brucea).

Maux de tête par la chaleur du soleil : camph., mouvements du cerveau; brom., graph. voient aussi les élancements se produire plus forts au soleil. L'action de chinin., euphras. et lachesis est encore mal déterminée.

Dans le coup de soleil, bellad., camph., glonoïne, et beaucoup d'autres sont employés avec succès.

c. 65. *La nuit, tendance à enfoncer la tête dans les coussins ; tournant la tête constamment d'un côté à l'autre.* Fr. H.

Les répertoires donnent bell. et hell., d'après les guérisons opérées par ces substances de ce qu'on appelle l'hydrocéphale. Hepar a également opéré la guérison de ce symptôme.

La flexion de la tête en arrière est encore un symptôme de china, cina, crotalus, nux vom. (ign.) et rhabarb. Celle-ci contient de l'oxalate de chaux. L'expérience pratique permettrait d'en citer encore d'autres.

d. 66. *Il couche plus volontiers sur le côté endolori.* Fr. H.

Les substances qui se rapprochent le plus de ce signe

sont tellur., ignat., nux vom. (rheum), puls., arn. (avec élancements); mais ignat. et nux. vom. présentent également le contraire.

Lorsqu'on établit ces *conditions*, qui sont l'un des points les plus essentiels de la science des médicaments, il faut s'en tenir religieusement à la définition donnée par celui qui subit l'expérimentation, et rejeter toutes ces fâcheuses altérations de sens dont les répertoires fourmillent. « Supportant mieux d'être couché sur le côté douloureux, » vaut mieux que « se trouvant plus mal quand il est couché sur le côté non douloureux. » L'un est aussi peu le corollaire de l'autre que de dire, en parlant d'un médicament à symptômes aggravés par le repos, « ces symptômes s'améliorent par le mouvement. » Les médicaments peuvent avoir ces deux propriétés, ou l'une des deux seulement, ou n'offrir ni l'une ni l'autre. Les deux propriétés réunies ne se rencontrent que dans le plus petit nombre. Il faut ensuite bien se garder des généralisations. Prendre ces *conditions* à la volée et les donner comme d'une application générale, c'est renverser toute caractéristique des médicaments. Le précepte suivant est sans aucune exception, le plus important de toute la science des médicaments (j'en sais quelque chose; car j'ai porté mes investigations sur presque toutes les *conditions*) : à savoir, qu'il faut mettre toute son attention à déterminer *rigoureusement les conditions dans ce qu'elles ont de particulier;* car il n'y a pas un seul médicament avec lequel n'importe laquelle de ces conditions (le côté du corps, les différentes heures de la journée, le temps qu'il fait, la chaleur, les mouvements, les attitudes, les impressions, etc., etc.), n'aient ou tout aggravé ou tout amélioré ; seulement ces conditions n'opèrent que dans un rayon déterminé, et c'est dans cette limite, non dans les conditions elles-mêmes, que réside la caractéristique du remède. Ces généralisations précipitées qu'on trouve dans les matières médicales n'ont d'autre excuse que le défaut d'expérience des premières investigations qui ont dû commencer par apprendre à expérimenter.

Dans la symptomatologie ci-dessus, ainsi que dans beaucoup d'autres relations de *conditions*, nous devons avoir égard aux influences multiples. D'abord, le décubitus en général; en second lieu les décubitus sur les côtés en général, et puis le décubitus à droite ou à gauche ; en troisième lieu, la compression et son influence en général. Dans beaucoup de médicaments, c'est l'action de se retourner qui diminue les symptômes, par exemple, nux vom., Ignat., magnes. carbon. et autres. Ici donc il faudrait prendre en considération : les maux de tête, survenant pendant le décubitus, ou ne survenant que dans le décubitus sur les côtés, ou seulement dans le décubitus d'un côté; maux de tête du côté sur lequel on repose ou du côté opposé. Dans les premiers, c'est-à-dire céphalalgie du côté sur lequel on repose, nous avons, en opposition avec le signe précédemment relaté de notre médicament : stannum, magnesia (avec élancements), carb. veget., nux vom. (avec déchirements), sépia (avec battements).

Nous avons ensuite à distinguer les maux de tête dans le décubitus sur les côtés par rapport aux deux côtés, et ensuite par rapport au côté sur lequel on est couché.

EN DOULEURS

DU MÊME CÔTÉ (OU L'ON EST COUCHÉ) ET A CELLES-CI CORRESPONDENT :	DU CÔTÉ OPPOSÉ, A CELLES-CI CORRESPONDENT :
a. L'aggravation par le décubitus sur le côté douloureux (sans être de même nature).	*d*. L'aggravation par le décubitus sur le côté opposé (sans être de même nature).
b. L'amélioration dans le décubitus sur le côté non douloureux.	*e*. L'amélioration dans le décubitus sur le côté douloureux.
c. Qui s'aggravent par la pression.	*f*. Qui s'améliorent par la pression.

Enfin, les deux états aggravés ou soulagés par le changement de position ou en se retournant.

Dans un répertoire complet, toutes ces circonstances devraient être rapportées sans exception ; il faudrait toujours également bien indiquer les régions douloureuses et surtout la nature de la douleur, attendu que c'est elle qui fait connaître le tissu affecté.

Amélioration par le décubitus sur le côté douloureux est également un symptôme d'ambra, magn., puls. (nux. vom.). — Bryon. et ignat. le présentent au même degré, mais ils produisent aussi une aggravation par le décubitus sur le côté malade. — Aggravation par le décubitus sur le côté douloureux, tiraillements odontalgiques : ars., bryon., ignat., nux. vom.

D'une manière générale, le symptôme douleur d'un côté appartient à :

Carb. veg., magn. c., magnes m. (tiraillements dans le membre supérieur gauche); phosph. acid., merc. (aine gauche); spong. (pulsative dans l'oreille); rhodod. (fouissements dans la hanche).

Ambra, arn., bryon., caust., cham. (lombes, hanche); coloc., ignat. (épaule); pulsat. (céphalalgie, déchirements); rhus (courbature dans l'articulation); senega (douleur thoracique à gauche dans le décubitus à droite); spong. (douleur dans l'estomac à gauche, décubitus à droite); spol. (décubitus à gauche, sensation de brûlure dans l'estomac); sulph. (*id.* à gauche, douleur thoracique à droite); tereb. (*id.* à droite, souffrance dans l'abdomen à droite); verbascum (tiraillements dans les muscles du cou); spong. (fouissements au-dessus de la hanche); lycop. (tiraillements dans l'épaule et dans le cou); phelland. (douleur compressive dans la poitrine); menyanthes.

Les deux sont indiqués pour calc., stann., sepia, kali c., caust.

AMÉLIORATION PAR LE DÉCUBITUS SUR LE CÔTÉ DOULOUREUX.	AMÉLIORATION PAR LE DÉCUBITUS SUR LE CÔTÉ OPPOSÉ.
Bryon. (mal de dents); carb. veget. (jambe); cham. (douleur du membre supérieur).	Spol., magn. carb. (élancements dans la tête); kali carb. (élancements dans le cœur); natr. mur. (douleurs dans le cœur); kali hydr. (tiraillements dans la cuisse).
AGGRAVATION PAR LE DÉCUBITUS SUR LE CÔTÉ NON DOULOUREUX.	AGGRAVATION PAR LE DÉCUBITUS SUR LE CÔTÉ DOULOUREUX.
— ? —	Ammon. (à droite), et beaucoup d'autres.

e. 87. *La lumière des bougies paraît de couleur bleue.*

88. *Taches foncées devant les yeux, quand il est dans la rue.*

Les couleurs imaginaires bleuâtres existent pour crotalus, selon Mure, pour le galvanisme, pour lachesis (sous forme d'anneau autour de la lumière), et pour sulph. sous forme de roues de cette couleur. Pour sulph., on a aussi observé la couleur rouge; phosph. et sépia donnent la couleur verte; les teintes foncées appartiennent surtout à zinc., strontian., kali, nitrum, sulph., lycop., euphorb., bell., et stram.

f. 97. *L'air passe froid à travers les fosses nasales pendant l'inspiration. Il lui semble que l'intérieur du larynx est à vif.* Floto.

98 Comme si les fosses nasales étaient trop larges. Fr. Husmann.

Ce symptôme de *menthe poivrée* se retrouve dans beaucoup de médicaments, sans que pour cela on le trouve aussi exactement indiqué dans les répertoires. C'est dans hydrophobin. et ars. que l'on trouve, sous ce rapport, le plus d'analogie avec notre hippomanès ; pendant l'expiration il se retrouve pour arn., carb. veget., rhus ; et, sensation « comme si le froid pénétrait à pleines voiles dans le nez, » ant. crud.

g. 129. *Malaise principalement quand il ressent un courant d'air.* C. Hg.

Ce symptôme ne se trouve nulle part indiqué de la même façon ; mais le malaise en se refroidissant se retrouve pour coccul., et, pendant la marche à l'air libre, pour acon., ammon. mur., angustura, arsen., bellad., gratiola, gumm. gutt., ledum, mezer., ol. anim., petrol., et, après l'exercice en plein air, puls.

h. 176. *Toux pendant le sommeil, sans être réveillé.*

Ce symptôme a été particulièrement et souvent constaté pour merc., calcar., arn., sepia, lachesis ; peut être aussi pour kali carb., nitr. ac., cham. (toux sèche), verbasc ; se rendormant immédiatement : bell., hyosc. A deux heures du matin, drosera.

i. 188. *Violents battements de cœur quand il se lève de la position assise et à chaque mouvement du corps.*

Quand on se relève de la position assise, conium et magn., qui est, comme on sait, du petit nombre des médicaments après l'ingestion desquels le mouvement améliore les palpitations du cœur. En opposition se trouve spigelia qui donne des palpitations après qu'on s'est assis et quand on penche le corps en avant. Palpitations dans l'exercice modéré sont données par

graph., petrol., nitri ac. iod. (natr. mur.), cannabis,
staphis. Pendant l'exercice en général, nous avons surtout stann., natr. carb., nat. mur.; nitr., phosph., in-
digo, asparagus, paris, thuya, granat., bellad., ambra.

*k. 204-5. État paralytique de l'articulation de la
main, au matin; elle est comme luxée ou entorsée.*

Ce signe se retrouve dans calc. oxal. ac., et dans la
combinaison des deux, calc. oxal.; on le trouve encore assez fréquemment noté pour d'autres substances,
plus rarement dans les métaux (zinc., ferrum magnet.,
stann.) Dans les autres substances, les iodurés et dans
caust., il est remarquablement développé; il l'est moins
dans carb. anim., carb. veget., graphit., petrol., alu-
mina. Il ne se rencontre dans aucun acide proprement
dit; mais dans les substances électro-négatives, phosph.
à gauche; sulph. à droite, s'améliorant par le mouvement, et sil. Un grand nombre de végétaux le présentent également : berb., lauro cer., cina, cistus, cannabis, mezer.

A droite, puis à gauche, rhodod., surtout par un
temps rude; aggravation au repos et à la chaleur.

A droite, nux vom., pendant l'exercice (caust. avec
élancements pendant les mouvements); puls. le soir;
prunus spin. au repos (= calc.), lycop., sassapar.,
thuya, senega.

A gauche, arnic., ignat., bovist., sabina (stann.,
phosph.).

Des deux côtés, aux mains et aux pieds, rhus, ruta,
lachesis.

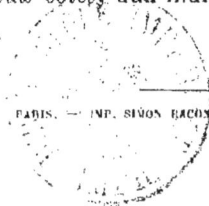

PARIS. — IMP. SIMON RAÇON ET COMP., 1, RUE D'ERFURTH.

PARIS. — IMP. SIMON RACON ET COMP., RUE D'ERFURTH, 1.